www.ingramcontent.com/pod-product-compliance
Lightning Source LLC
LaVergne TN
LVHW070720100526
838202LV00013B/1136